DE LA

VALEUR CLINIQUE DES SYMPTOMES

FOURNIS PAR

LES ULCÉRATIONS INTESTINALES

PAR

Jean-Henri PETIT

DOCTEUR EN MÉDECINE DE LA FACULTÉ DE PARIS

Ancien externe des hôpitaux civils de Nancy
Lauréat de la Faculté de Médecine de Nancy
Mention honorable (Concours 1879). — 1re Mention (Concours 1880)
Médecin stagiaire au Val-de-Grâce

PARIS

ALPHONSE DERENNE

52, Boulevard Saint-Michel, 52

1882

DE LA

VALEUR CLINIQUE DES SYMPTOMES

FOURNIS PAR

LES ULCÉRATIONS INTESTINALES

PAR

Jean-Henri PETIT

DOCTEUR EN MÉDECINE DE LA FACULTÉ DE PARIS

Ancien externe des hôpitaux civils de Nancy
Lauréat de la Faculté de Médecine de Nancy
Mention honorable (Concours 1879). — 1re Mention (Concours 1880)
Médecin stagiaire au Val-de-Grâce

PARIS

ALPHONSE DERENNE

52, Boulevard Saint-Michel, 52

1882

A MES MAÎTRES DE LA FACULTÉ DE MÉDECINE DE PARIS

A MM. LES PROFESSEURS DU VAL-DE-GRACE

A MON PRÉSIDENT DE THÈSE

M. LE PROFESSEUR VULPIAN

A MON PÈRE

Hommage de tendresse filiale

A MA MÈRE

A MA SŒUR BIEN-AIMÉE

A MON ONCLE LE DOCTEUR PETIT

DE CHATEL

Témoignage de reconnaissance

A MES PARENTS

A MES AMIS

A MON MEILLEUR AMI

LE DOCTEUR JOSEPH HUTIN

AVERTISSEMENT

Avant d'entrer en matière, il nous paraît utile d'exposer en quelques mots la pensée qui a inspiré notre travail et à quel point de vue nous avons envisagé notre sujet. L'étude des symptômes fournis par les ulcérations intestinales dans les maladies qui les produisent, a été faite par les auteurs les plus compétents ; aussi ne voulons-nous pas apporter des éclaircissements nouveaux dans cette question, surtout quand, à la difficulté de trouver un point inexploré, vient se joindre l'inexpérience de l'explorateur. Nous n'avons donc pas la prétention de faire un travail qui ajouterait des éléments nouveaux à la connaissance de ces maladies qui ont été traitées d'une manière remarquable, tant en France qu'à l'étranger (soit en Allemagne ou en Angleterre). Notre seul désir est de rassembler, dans une courte monographie, les idées qui ont été successivement émises par des hommes distingués qui se sont occupés particulièrement de cette question.

Discuter les symptômes observés dans les différentes formes d'ulcérations intestinales et présenter un exposé rapide de l'état actuel de nos connaissances sur cette matière, tel est le but de notre travail.

Puisse notre bonne volonté nous mériter l'indulgence de nos juges.

Que M. le Professeur Bernheim, de la faculté de médecine de Nancy, veuille bien recevoir ici l'expression de notre plus vive gratitude, non seulement pour les observations qu'il nous a communiquées et les conseils qu'il nous a prodigués, mais encore pour la bienveillance particulière qu'il nous a toujours témoignée pendant le cours des études que nous avons faites sous son habile direction. Nous aimons à reconnaître que sa sympathie nous a constamment suivi jusqu'à ce jour et nous lui offrons ici nos sincères remerciements.

Nous n'oublions pas non plus nos maîtres de la faculté de médecine de Nancy, dont les leçons nous ont été si utiles pendant le cours de nos études médicales; qu'ils reçoivent ici l'hommage de notre reconnaissance.

Nous prions M. le professeur Vulpian d'agréer l'expression de nos remerciements pour l'honneur qu'il nous a fait d'accepter la présidence de notre thèse.

DE LA VALEUR CLINIQUE DES SYMPTOMES

FOURNIS PAR

LES ULCÉRATIONS INTESTINALES

Les ulcérations intestinales se présentent souvent avec des caractères cliniques tellement tranchés et si bien connus, qu'on n'hésite pas un seul instant à poser son diagnostic, et qu'on peut alors leur appliquer le traitement convenable pour essayer, autant que faire se peut, d'éviter leurs complications toujours graves et trop souvent mortelles.

Malheureusement, il n'en est pas toujours ainsi et il arrive parfois que les symptômes observés sont si obscurs, si peu caractéristiques, qu'on ne les reconnaît pas comme signes d'ulcérations intestinales, et on fait alors des erreurs de diagnostic, considérant comme bénins des symptômes que l'on rapporte à des altérations pathologiques peu sérieuses de l'intestin, et qui ne sont en réalité que les manifestations plus ou moins graves de désordres causés par la présence d'ulcères dans la paroi intestinale.

Bien plus encore, les ulcérations intestinales se développent parfois à l'état latent, elles évoluent sans produire aucun phénomène qui éveille l'attention du malade ou du médecin, et elles ne se dévoilent que par une des complications, telles que l'hémorrhagie grave ou la péritonite suraiguë, qui en quelques jours, voire même en quelques heures, produit un dénouement fatal et entraîne la mort d'une personne, qui jouissait d'une santé, en apparence, excellente.

Bamberger, qui s'est tout spécialement occupé de l'étude des ulcérations intestinales, a fait paraître un article dans le sixième volume du *Traité de pathologie et de thérapeutique spéciales* publié sous la direction de M. Virchow (Handbûch der speciellen pathologie und therapie radigirt von Virchow, Erlanger, 1864), où il parle des douleurs et de la diarrhée qui accompagnent les ulcérations intestinales, et il ajoute : « La maladie peut pendant son cours rester tout à fait latente et se terminer subitement par la mort, soit à la suite d'hémorrhagie, soit au milieu des symptômes de la péritonite. » Et il dit plus loin : « Dans certains cas, les symptômes de la maladie sont tellement insignifiants et tellement obscurs qu'ils ne sont remarqués ni par le malade ni par le médecin. La perforation semble survenir au milieu d'une santé parfaite et se montre comme le premier et le seul symptôme dont on ne peut ni connaître ni soupçonner la cause, par exemple, dans les cas de fièvre typhoïde latente, d'ulcération de l'appendice iléo-cœcal, d'ulcère duodénal perforant. »

Nous pourrions multiplier les observations pour démontrer combien variables sont les symptômes que peuvent présenter les ulcérations de l'intestin, pour faire voir que, d'un côté, avec des ulcérations étendues, on ne remarque que peu ou pas de symptômes, et d'un autre côté, avec des ulcérations minimes, presque insignifiantes, on a tout un cortège de signes (diarrhée, douleur, selles sanglantes) qui semblent ne laisser aucun doute sur l'existence d'ulcérations.

Nous ne citerons cependant que les trois observations suivantes, qu'il nous a paru intéressant de rapporter pour bien établir le contraste qui existe entre la gravité des ulcères intestinaux, et le peu d'importance de leurs symptômes.

La première, traduite de l'allemand, est celle d'un malade entrant à l'hôpital pour phthisie pulmonaire, chez qui le professeur Nothnagel avait diagnostiqué des ulcérations tuberculeuses de l'intestin, sans aucun symptôme pendant la vie.

Observation I

Phthisie pulmonaire. — Ulcérations tuberculeuses de l'intestin sans symptômes.

Le malade présente l'aspect ordinaire d'un phthisique au dernier degré, avec amaigrissement considérable, fièvre anomale, manque complet d'appétit : en somme, tous les caractères physiques de l'infiltration tuberculeuse des deux poumons.

Ses selles étaient rares, ne survenaient qu'une fois tous les deux ou trois jours et le plus souvent après l'administration d'un lavement. A l'examen à l'œil nu, ces évacuations alvines se présentaient comme d'ordinaire, sans caractère particulier : elles étaient moulées avec leur coloration brunâtre normale, leur consistance normale, sans mélange d'aucun produit pathologique ; l'examen microscopique y révéla les signes d'un catarrhe chronique du gros intestin. L'examen répété de l'abdomen, palpation, percussion, ne nous fournit aucun symptôme particulier ; le malade ne s'était jamais plaint de douleur.

Nothnagel fait suivre cette observation des réflexions

suivantes : « Malgré les résultats négatifs dans mes recherches au lit du malade, malgré l'absence de tout symptôme du côté du tube digestif, j'étais préparé à trouver, après l'autopsie, des ulcérations tuberculeuses dans l'intestin. L'examen du malade ne m'a fourni, à la vérité, aucun indice qui me permît de diagnostiquer d'une façon positive, l'ulcération intestinale, mais je ne fus pas surpris d'en découvrir, ainsi que je l'avais prédit, et la nécropsie confirma l'exactitude de ma pensée : car, outre les modifications tuberculeuses du poumon, nous avons constaté différentes lésions tuberculeuses sérieuses dans le segment inférieur de l'iléon et dans le cœcum, coexistant avec une inflammation catarrhale de la muqueuse de ces mêmes parties de l'intestin. »

Donc, il existait chez ce malade des ulcérations intestinales, évoluant d'une façon tout à fait latente sans donner lieu à aucun symptôme ; mais la connaissance positive de la possibilité d'un tel fait avait laissé penser qu'on pouvait avoir affaire à un cas semblable, à une tuberculose aux lésions intestinales, et on a vu que le diagnostic fut confirmé par l'autopsie.

Nous avons recueilli la seconde observation dans le service de notre maître, M. le professeur Bernheim, alors que nous remplissions les fonctions d'externe à l'hôpital Saint-Charles de Nancy. C'est une observation de fièvre typhoïde où les symptômes abdominaux ont été très nettement accusés, mais où nous n'avons trouvé à l'autopsie que nous avons faite, que des ulcérations intestinales presque insignifiantes. Nous résumerons l'observation, pour ne rapporter que les faits qui nous intéressent spécialement.

Observation II (personnelle)

**Dothiénentérie. — Symptômes abdominaux graves sans ulcérations
étendues.**

La malade, Gabrielle T..., âgée de 30 ans, est couchée au n° 7
de la salle Sainte-Anne.

Elle est entrée le 25 novembre 1879, se disant malade depuis dix
jours environ : ne s'est alitée que depuis deux jours.

Elle présente tous les symptômes caractéristiques de la dothiénentérie : température élevée 39°, avec une très légère rémission mati-
nale, pouls fréquent, 100 et 110 pulsations par minute, a eu des
maux de tête, des vertiges, des bourdonnements d'oreilles, de légères
épistaxis, langue caractéristique, taches rosées disséminées sur le
ventre.

La malade a eu du gargouillement dans la fosse iliaque droite ;
depuis quatre jours, diarrhée fréquente et abondante (4 à 6 selles
dans les vingt-quatre heures), selles liquides, qui ont persisté pendant toute la durée de la maladie.

Le 2 décembre. — Température 40°, pouls 120 pulsations.

A la suite d'un lavement, quatre selles diarrhéiques involontaires ;
la journée suivante, 2 selles demi-moulées.

Du 3 décembre au 6 décembre, jour du décès, la température reste
toujours aussi élevée. Ventre ballonné, sensible à la pression, selles
diarrhéiques.

Le 6 décembre. — La malade meurt de complications pulmonaires.

Autopsie. — Voici les notes que nous avons recueillies :

Pas d'épanchement dans les plèvres.

Les lobes inférieurs des poumons sont rouges, tuméfiés, présentent les altérations de la pneumonie lobulaire, complication pulmonaire qui a enlevé la malade.

Sérosité sous le péricarde. Muscle cardiaque pâle et mou. Foie de
consistance pâteuse, gras.

Rate non hypertrophiée.

Reins volumineux ; surface injectée ; parenchyme pâle, jaunâtre, consistance molle et pâteuse.

Intestins. — On observe à quelques centimètres de la valvule iléo-cœcale, deux plaques de Peyer gonflées, et légèrement ulcérées. A 0,12 centimètres de la valvule, plaque de Peyer ulcérée sur toute sa surface (6 centimètres de long sur 2 centimètres et demi de large) entourée de quelques follicules clos, également ulcérés.

Dans le jéjunum et le duodénum, dans le gros intestin, aucune ulcération apparente.

Les renseignements que nous a fournis l'autopsie sont curieux, et nous avaient vivement frappé, car alors que nous étions en droit de croire que nous trouverions des ulcérations anatomiques considérables dans l'intestin, vu l'importance des symptômes abdominaux observés pendant la vie, nous ne découvrions à l'autopsie qu'une plaque de Peyer ulcérée, et quelques *follicules clos* détruits par le travail inflammatoire.

Donc, ici encore, nous ne voyons pas de relation directe établie entre l'ulcération de l'intestin et les symptômes qu'elle provoque.

Après avoir rapporté deux observations, l'une avec des ulcérations tuberculeuses, l'autre avec des ulcérations dothiénentériques, où les symptômes observés pendant la vie n'ont pas du tout été en rapport avec les faits anatomiques révélés par l'autopsie, nous ne voulons plus en citer qu'une troisième et dernière. C'est un cas de péritonite aiguë généralisée consécutive à un ulcère simple de l'intestin iléon avec perforation intestinale, cas très intéressant observé par M. Lespiau dans son service à l'hôpital du Gros-Caillou.

Observation III (résumée).

**Ulcère simple de l'intestin grêle évoluant sans symptômes.
Perforation. Péritonite aiguë. Mort.**

P.., François, cavalier, apporté dans notre service le 7 janvier 1867, à 9 heures du matin. Constitution bonne, tempérament sanguin.

Pas d'antécédents héréditaires. Pas de maladies antérieures. Pas de lésions traumatiques.

Le 5 janvier, à 8 heures du soir, P... fut pris subitement en allant à la selle de douleurs très vives à l'hypogastre. Des vomissements se présentèrent aussitôt après la selle ; les douleurs de l'hypogastre se répandirent à tout l'abdomen et les traits se décomposèrent. P... se coucha, on lui appliqua des cataplasmes émollients sur l'abdomen et on lui prescrivit une potion gommeuse opiacée 5 centigrammes. Malgré cette médication, le facies resta décomposé, les douleurs abdominales étaient très vives, les vomissements persistèrent et des frissons se présentèrent à plusieurs reprises.

État du malade à son entrée au service : Face grippée avec une légère teinte cyanique, peau froide ; 100 pulsations dures, petites, serrées ; 29 inspirations courtes et bruyantes sans bruits anormaux de la respiration ; voix faible et légèrement voilée ; intégrité de l'intelligence, langue sèche, étroite, légèrement rôtie ; pas de météorisme. La plus légère pression à l'abdomen est très douloureuse surtout à l'hypogastre. Pas de matité aux fosses iliaques. Pas de selles depuis le 5 janvier au moment de l'accident.

Le 7 janvier, à deux heures et demie du soir, selles de couleur jaunâtre, vomissements fréquents pendant la nuit, qui se passe sans sommeil.

8 janvier. — Facies grippé ; 98 pulsations dures, petites, serrées ; 36 inspirations courtes ; voix cassée, intégrité de l'intelligence ; tympanite ; douleurs à la pression sans matité à l'hypogastre et aux régions iliaques.

Diète, glace dans la bouche ; sangsues sur l'abdomen.

Le même jour, à une heure et demie du soir, deux vomissements ver-dâtres, hoquet depuis onze heures. A neuf heures du soir, selle molle, jaunâtre, pas de tympanite ; hoquet chaque sept inspirations ; lassitude, intégrité de l'intelligence.

Comme prescription, vingt grammes d'onguent mercuriel double sur la région abdominale ; un quart de potion gommeuse contenant un décigramme d'extrait d'opium à prendre par cuillerée à café tous les quarts d'heure.

Le malade dort la nuit, pas de vomissements, pas de selles.

9 janvier. — Le malade est calme dans la matinée ; pouls à 90 pulsations petites, serrées ; pas de hoquet, gonflement des gencives ; tympanite, pas de douleur à la pression de la région abdominale.

Le hoquet et les vomissements de matière verdâtre reparaissent à une heure du soir, à des intervalles irréguliers ; chaque vomissement arrête le hoquet pendant un certain temps ; ces alternatives durent jusqu'à cinq heures du soir, moment à partir duquel le hoquet est con-tinu. Selles molles à six heures.

10 janvier. — Facies amaigri ; 105 pulsations dures ; 36 inspira-tions par minute, hoquet ; voix cassée, intelligence nette ; pas de tym-panisme ; pas de douleur à la pression de l'abdomen. Hoquet et vo-missements presque continuels pendant la nuit. Insomnie complète.

11 janvier. — Les mêmes symptômes persistent ; la voix est plus cassée et très affaiblie. Douleur au bras droit dont les téguments sont tendus, sans rougeur.

Diète, eau gommeuse glacée pour humecter la bouche ; un quart de potion gommeuse contenant deux décigrammes de laudanum, à prendre par cuillerée à café tous les quarts d'heure.

Hoquet et vomissements persistant toute la journée. Deux selles molles jaunâtres, accompagnées de coliques, l'une à trois heures, l'au-tre à sept heures du soir.

12 janvier. — Les mêmes symptômes s'accentuent ; trente-cinq inspirations courtes entremêlées de hoquet, cessant quelques instants après le vomissement ; éructations, tympanisme ; tuméfaction du bras

droit dont les téguments œdématiés donnent issue par des ponctions à une grande quantité de sérosité.

Diète ; eau gommeuse glacée pour humecter la bouche ; un quart de potion gommeuse avec 4 grammes d'alcoolé de quinquina. Cataplasme arrosé d'eau blanche sur le bras droit, après frictions avec 10 grammes d'onguent mercuriel double.

L'intelligence se maintient intacte, mais les forces diminuent. Le hoquet persiste, la diarrhée survient à 3 heures du soir. Insomnie.

13 janvier. — Les forces déclinent de plus en plus ; le facies est très amaigri et cyanosé ; extremités cyanosées ; 50 inspirations courtes avec hoquet ; éructations ; selles diarrhéiques noirâtres. Le bras droit est très-gonflé, tuméfié, rouge et rénitent. Continuation de la potion à l'alcoolé de quinquina.

L'affaiblissement fait des progrès rapides. Hoquet persistant. Le pouls radial disparaît à 8 heures du soir ; le délire survient à 9 heures ; P... meurt le 14 janvier à 1 heure du matin.

Autopsie. — Le cadavre n'est pas amaigri.

Le membre supérieur droit présente un gonflement considérable qui s'étend depuis la région du coude jusqu'au dessous de la région axillaire. La circonférence présente 29 centimètres au niveau du coude et 30 centimètres à la hauteur de l'empreinte deltoïdienne, tandis que pour le bras gauche, les mesures correspondantes donnent 26 et 24 centimètres. Par la section des téguments, on s'assure que cette tuméfaction est due à l'hyperhémie et à l'œdème du tissu cellulaire sous-cutané, sans trace de suppuration.

Les artères et les veines axillaires et humérales disséquées ne présentent pas de coagulum.

Le cerveau et le cervelet réunis pèsent 1380 grammes. La substance blanche du cerveau présente un léger pointillé. Le cervelet est à l'état normal.

Adhérences pleurales anciennes à la partie postérieure et latérale du côté gauche.

Pas de lésions dans les poumons, si ce n'est de la congestion du lobe inférieur du poumon droit.

Le cœur est à l'état normal ; le ventricule gauche est ridé ; le ventricule droit contient quelques caillots fibrineux.

La cavité abdominale offre des lésions remarquables : Le grand épiploon, épaissi et recouvert de fausses membranes de formation récente, est étendu sur les anses intestinales auxquelles il est fortement adhérent. Après l'en avoir séparé, l'on s'aperçoit que les mêmes fausses membranes recouvrent toute la séreuse de l'intestin grêle, agglutinent entre elles les anses intestinales et renferment au milieu de ces replis des collections purulentes multiples et de dimensions peu considérables. Cependant le cul-de-sac vésico-rectal contient un décilitre d'un liquide composé de pus mélangé à une matière brun noirâtre, cette matière est épanchée autour d'un orifice qui fait communiquer la cavité péritonéale avec l'intérieur de l'intestin. Cette portion de l'intestin grêle est retenue dans le fond du petit bassin par des adhérences assez résistantes, c'est l'extrémité inférieure de l'intestin grêle.

La perforation, à contours réguliers, de forme arrondie, siège à 70 centimètres de la valvule iléo-cœcale, elle présente un diamètre de 7 millimètres. Les tuniques de l'intestin sont détruites au même niveau, et elles se réunissent sur les bords de l'orifice qui sont en voie de cicatrisation ; pas d'induration inflammatoire, pas de saillie notable dans le tissu avoisinant.

La muqueuse de l'intestin ne présente pas d'autres lésions qu'une hyperémie de médiocre intensité s'étendant sur une longueur de 50 centimètres à partir de la valvule iléo-cœcale. Nulle modification des plaques de Payer et des follicules clos. L'intestin ne contient qu'une petite quantité d'un liquide brun-noirâtre, de même nature que celui qui s'est épanché dans le péritoine. L'estomac est normal.

Le foie offre sur sa face convexe quelques plaques graisseuses superficielles qui ne pénètrent qu'à une petite profondeur de l'épaisseur du tissu. Il pèse 2061 grammes.

La rate est à l'état normal. Elle pèse 150 grammes.

Les reins présentent de la congestion de la substance latérale, le droit pèse 163 grammes, le gauche 158 grammes.

La vessie est normale, et contient 3 décilitres d'urine claire.

Cette observation nous paraît présenter un double intérêt : d'abord, au point de vue qui nous occupe tout spécialement, nous voyons une nouvelle forme d'ulcération de
l'intestin évoluer d'une façon tout à fait latente, et ne se
révéler à nous que par une complication malheureusement
trop fréquente et des plus redoutables : la péritonite suraiguë, survenant tout à coup, et avec la prompte décomposition des traits, caractère qui donne immédiatement l'idée
de matières épanchées dans le péritoine ; opinion déve-
loppée, il y a de longues années déjà par Charles Louis
dans les « *Mémoires anatomo-pathologiques*, 1826, page
136, » et par Chomel dans le « *Répertoire des Sciences
médicales*, 1841 » ; et en second lieu, au point de vue du
siège même de la lésion, nous constatons un ulcère simple
de l'intestin, se développant et évoluant, non pas, comme
cela est le cas le plus fréquent, dans le duodénum, mais
au contraire, bien loin de son lieu habituel d'élection, dans
l'intestin iléon, à 70 centimètres de la valvule iléo-cœcale.

Nous citerons d'ailleurs plusieurs fois, dans le cours de
ce travail, cette observation intéressante, et nous revien-
drons sur ce caractère spécial du siège particulier de l'ulcère simple de l'intestin.

Il nous semble donc maintenant bien établi que les ulcérations intestinales, de quelque nature qu'elles soient,
tuberculeuses, dothiénentériques, ou ulcère simple, ne donnent pas lieu à des symptômes caractéristiques qui nous
permettent d'affirmer leur existence, du moins pour les cas
que nous venons de rapporter : aussi plusieurs questions
se présentent-elles à notre esprit, et nous demandons-nous
si cette évolution latente est un fait ordinaire ou au con-

traire un fait exceptionnel ; s'il y a certaines conditions dans lesquelles les symptômes cliniques sont nettement tranchés, et d'autres dans lesquelles ils sont nuls ; en un mot, s'il existe des faits certains, des signes infaillibles sur lesquels nous puissions établir notre diagnostic et affirmer l'existence d'ulcérations.

Mais avant d'entrer dans la discussion, il ne nous semble pas inutile de rappeler à la mémoire les différentes sortes d'ulcérations que l'on peut rencontrer dans l'intestin, depuis l'estomac et la première partie du duodénum jusqu'au rectum, c'est-à-dire dans toute la partie sous-diaphragmatique du tube digestif, moins l'estomac, dont les ulcérations de toute nature ont été étudiées par les maîtres les plus habiles, par conséquent dans l'intestin grêle et dans le gros intestin.

Il est bien entendu que nous ne nous occuperons pas ici des altérations pathologiques de l'intestin qui peuvent se présenter à nous provoquées par des causes spéciales, et qui sont la conséquence soit de néoplasmes, soit d'une invagination ou intussusception, soit de caustiques qui ont rongé ses parois, ou de vers intestinaux qui les ont perforées (trichina spiralis, ankylostome duodénal).

Ces altérations sont trop particulières, et leur étude qui comporterait un développement très étendu nous entraînerait bien au-delà des limites restreintes que nous voulons garder dans ce travail ; nous ne parlerons donc que de celles que M. Alfred Luton, dans le *Dictionnaire de médecine et de chirurgie pratiques*, appelle lésions organiques dérivant plus ou moins directement de l'inflammation. Voici, suivant cet auteur, les principaux ulcères qu'on est susceptible de rencontrer dans l'intestin : ulcères simples de l'intestin, procédant « sans qu'on puisse rien affirmer d'une qualité particulière de l'inflammation et surtout d'une entérite folliculeuse », les ulcères alcooliques, les ulcères urémiques, les ulcères toxiques, des ulcères varioliques, les ulcères tuberculeux, les ulcères dysentériques, les ulcères typhoïdes, les ulcères syphilitiques (?) dont l'histoire ne peut être séparée de la maladie principale de laquelle ils dépendent.

Pour nous, nous adoptons la classification suivante proposée par Nothnagel qui comprend les principales formes d'ulcérations intestinales, auxquelles s'appliquent les considérations générales que nous voulons présenter, en dehors des altérations pathologiques spéciales, que nous avons énumérées plus haut.

1° L'ulcère simple de l'intestin, que Leube a appelé ulcère peptique, et dont le représentant est l'ulcère perforant du duodénum ;

2° L'ulcération catarrhale, s'accompagnant de tout le cortège des symptômes du catarrhe, prenant naissance dans le follicule ou dans quelque autre partie de la muqueuse intestinale ;

3° Les ulcérations dysentériques ;

4° Les ulcérations tuberculeuses ;

5° Les ulcérations typhoïdes ;

6° Les ulcérations syphilitiques ;

7° Les ulcérations emboliques.

Nous passerons sous silence les rapports anatomiques de chacune de ces ulcérations, leur siège, leur forme, leur évolution histologique, tous caractères qui ont été le sujet

de nombreux travaux fort remarquables, et qui sont aujour-
d'hui si connus que nous ne nous y arrêterons pas.
Qu'il nous soit permis de faire une exception pour deux
de ces ulcérations : l'ulcère simple et l'ulcère embolique,
sur lesqules nous avons trouvé, dans le courant de nos
recherches, des renseignements dignes de quelque intérêt
et que nous voulons présenter.

L'histoire de l'ulcère simple est si complète aujourd'hui
et a été l'objet de tant de recherches récentes que nous ne
nous y arrêterons nullement. Notre seul désir est d'émettre
notre humble avis, après lecture de mémoires traitant spécialement cette question, sur la théorie qui fait jouer un
rôle prépondérant au suc gastrique acide dans la formation
de l'ulcère qu'on a appelé ulcère peptique. Il est incontestable que l'ulcération simple atteint par ordre de fréquence
l'estomac, puis le duodénum. Mais est-ce à dire qu'elle soit
toujours confinée dans ces parties, et qu'elle épargne le
tube digestif? C'est l'opinion que Rokitanski a émise dans
son travail sur l'ulcère perforant de l'estomac ; mais nous
croyons inutile de faire remarquer que contrairement à cette
théorie, l'ulcère peut se produire en des points qui ne sont
pas en contact avec des liquides acides. Lebert dans son
Anatomie pathologique, raconte l'histoire de plusieurs malades qu'il a observés à l'hôpital de Zurich.

Le premier meurt de péritonite en quelques heures
Comme cause des accidents, on trouve à 0,50 centimètres de
la valvule ileo-cœcale une perforation arrondie du volume
d'une pièce de 1 franc, siégeant au milieu d'un ulcère de
près de 0,03 centimètres de diamètre.

Un autre présente dans le cœcum 6 ulcérations d'envi-

ron 0,01 centimètre de diamètre. Trois autres succombent
à des ulcères du gros intestin et du rectum. Wagner et
Parenski en ont trouvé dans le jéjunum ; Friedreich et
Aufrecht, dans l'iléon et le cœcum, Clauss, dans le colon ;
enfin l'observation III que nous avons rapportée, nous en
présente un dans l'iléon. On ne peut donc attribuer à tous
les ulcères simples la même origine ; il y a sans doute des
causes qui nous échappent, en dehors de l'action corrosive
du suc gastrique. Car comment pourrait-il agir dans la
formation d'ulcères du jéjunum et de l'iléon ? Parmi ces
causes, ne pourrait-on pas invoquer l'action mécanique du
bol alimentaire sur une muqueuse altérée ? ou une lésion
vasculaire, telle que l'embolie ? C'est fort probable, et nous
voulons maintenant prouver que c'est avec raison que nous
avons considéré l'embolie comme cause d'ulcération intestinale.

Lorsque la lumière d'un vaisseau vient à être subitement
interceptée par un corps étranger, on dit qu'il y a embolie.
Les origines les plus fréquentes des embolies du système
aortique sont les maladies cardiaques et artérielles : caillots
sanguins, dépôts fibrineux, résidus inflammatoires, détri-
tus de valvules ou de tuniques, produits crétacés ou d'autre nature formés dans le cœur et sur les parois des vaisseaux : telles sont les sources habituelles des bouchons capillaires.

Une embolie oblitère un vaisseau, voici quels sont les
effets généraux qu'elle produit : si l'obturation est complète
on observe une mortification du district alimenté par l'artère oblitérée. Les ramifications du vaisseau placé au delà
du bouchon se vident, leur tunique moyenne se contracte,

leurs parois se touchent, leur lumière s'efface. Quant à l'organe atteint, s'il reste privé de circulation, il meurt et se nécrose : les éléments globulaires se décomposent, le sang exsude à travers les capillaires désorganisés et forme avec le magma cellulaire, une bouillie plus ou moins colorée, autour, un foyer inflammatoire qui établit la limite du processus. L'inflammation aboutit à la formation d'un véritable ulcère.

Telle est, en quelques mots, l'histoire de l'embolie et on comprend très bien que la nature de l'agent embolique, du corps charrié par le courant sanguin, n'a pas d'influence sur le produit embolique : l'embolus quel qu'il soit, conduit toujours au même résultat. Tous les auteurs admettent sans conteste l'embolie pulmonaire, l'embolie cérébrale, l'embolie rénale ; pourquoi n'admettrait-on pas aussi l'embolie intestinale, que quelques auteurs ont voulu nier?

Sans doute, elle est peu connue, et la plupart des traités cliniques sur les ulcérations intestinales n'en font généralement pas mention, mais elle n'en existe pas moins et nous n'en voulons citer comme preuves que les observations citées par notre maître M. le professeur Feltz, de Nancy, dans son remarquable *Traité des embolies capillaires ;* où à côté d'embolies mésentériques produites par une maladie du cœur de nature rhumatismale ou autre, nous en voyons d'autres provoquées par la migration d'éléments étrangers directement injectés dans le torrent circulatoire.

Virchow, d'ailleurs, admettait dès novembre 1862 la

nature embolique de certains ulcères intestinaux : voici l'observation telle qu'elle est rapportée par Hermann :

Homme de 53 ans, apporté à la Charité de Berlin. Symptômes typhoïdes, douleurs dans le flanc gauche.

Constipation. Rien d'appréciable dans les différents organes. Pas de renseignements. Mort dans la journée.

Autopsie. — Les pièces offrent les altérations suivantes : foie farci de petits abcès, dont les plus gros ont le volume d'un grain de millet ; on trouve des foyers plus grands dus à l'agglomération des plus petits.

Reins. — Tumeur purulente dans le rein gauche, à forme de coin, à base dirigée vers la surface, long de 3 à 4 lignes. Rate hypertrophiée, parties rouges à la coupe, ramollies, affectant la forme de coin. Poumons, quelques rares petits foyers, les grosses branches en contiennent beaucoup.

Intestins : la muqueuse est remplie de petits abcès, à peu près de la même grandeur. — Cœur présente au sommet, entre les muscles papillaires de la valvule mitrale, 2 à 3 points jaunâtres. Valvules épaissies.

« Toutes ces lésions, dit M. Feltz, ont été signalées et reproduites dans nos expériences.... Virchow se prononce contre la nature tuberculeuse de ces altérations ; il penche vers l'idée de lésions emboliques, car le point de départ de tous ces foyers répandus dans l'économie, est l'endocardite dont il a reconnu les caractères : il assigne le caractère embolique à ce genre de lésions.

Pour nous, il nous paraît impossible d'obtenir ainsi des poussées tuberculeuses, carcinomateuses et fibro-plastiques. »

Ces altérations emboliques, de l'intestin ont été, nous

l'avons dit, peu recherchées par les auteurs. Klebs (1) en parle ainsi : « Les embolies capillaires (ou tissu sous-muqueux de l'intestin) surviennent seulement dans quelques cas rares, lorsque des fragments petits et nombreux viennent à se détacher du cœur principalement et forment des foyers de petits abcès miliaires entourés d'une aréole hyperémique. »

Les auteurs parlent bien de « foyers métastatiques et d'abcès » existant dans la tunique intestinale, mais peu se sont attachés à décrire les ulcérations qui en résultent. Litten (2) est un des premiers qui signala, dans plusieurs cas d'endocardite aiguë maligne, ce qu'il appelle des « abcès bactéritiques » dans l'intestin. De même, Poufick (3) décrit des « infarctus miliaires » avec soulèvement irrégulier de la muqueuse. Enfin Kussmaul (4) observe, à peu de distance de la valvule ileo-cœcale, quelques ulcérations dans un cas d'embolie d'une branche de la mésaraïque supérieure. Si les descriptions de ces altérations anatomiques de l'intestin sont rares, cela tiendrait, suivant Nothnagel dont nous partageons ici entièrement la manière de voir, à la rareté même de ces altérations, car si nous nous rappelons quel degré tout particulier de gravité présentent les maladies qui engendrent les embolies, nous comprendrons facilement qu'une embolie pulmonaire ou cérébrale enlèvera par ses complications prochaines en quelques jours, peut-être en quelques heures, un malade chez qui

1. Klebs. Handbuch der Anatomie und Pathologie. Berlin 1868.
2. Litten. Ueber acute maligne Endocarditis. Charité Annalen, 1877.
3. Poufick. Ueber embolische Aneurysmen.
4. Kussmaul. Würtzburger med. Zeitschrift, 1864.

le processus ulcéreux de l'intestin ne pourra pas évoluer assez rapidement pour produire des désordres mortels et provoquer la perforation de la tunique intestinale.

Un dernier caractère anatomique que nous voulons encore faire observer : c'est que le processus a une tendance bien plus manifeste à évoluer du côté de la séreuse que du côté de la muqueuse, à l'encontre des ulcérations folliculaires, caractère qu'il faut peut-être expliquer par l'entrée des vaisseaux dans la tunique de l'intestin et leur disposition spéciale dans sa paroi.

Maintenant qu'il est bien et dûment établi que l'ulcération embolique existe, sans conteste, revenons à notre question et voyons quels sont les symptômes particuliers que détermine la présence d'un ulcère dans l'intestin, car il est bien certain que nous ne pouvons en connaître l'existence que par les troubles fonctionnels auxquels il peut donner lieu et sur lesquels nous nous fondons pour établir notre diagnostic, vu que nous ne pouvons pas, comme cela se conçoit, l'observer directement, à moins qu'il ne siège dans la partie la plus inférieure du rectum, cas extrêmement rare.

Or, ces symptômes, quels sont-ils ? A cette question il ne nous sera pas difficile de répondre, car nous n'avons qu'à ouvrir tous les traités de pathologie ou les conférences cliniques qui s'occupent de la question, pour les trouver décrits avec le développement que comporte leur importance. Nous n'avons donc qu'à les rassembler, et nous voyons que les ulcérations intestinales peuvent engendrer :

1° La diarrhée, c'est-à-dire des évacuations alvines plus fréquentes et plus liquides ;

2° Des selles mélangées de sang ;

3° Des selles mélangées de pus ;

4° Des lambeaux de muqueuse ;

5° De la douleur ;

6° Enfin la péritonite.

On pourrait encore observer des altérations de la santé générale suivant les circonstances, ou des symptômes particuliers, comme le vomissement dans le cas d'ulcère du duodénum, nous ne voulons pas nous en occuper spécialement, parce qu'ils s'observent dans un trop grand nombre de malaises pour qu'on puisse les considérer comme signes de grande valeur au diagnostic des ulcérations.

DIARRHÉE

La plupart des auteurs acceptent généralement aujourd'hui, sans conteste, cette idée, qu'un travail ulcéreux, dans les parois de l'intestin engendre les mouvements péristaltiques et par suite la diarrhée. Nous lisons dans Conheim (1) cette phrase, qui reproduit une idée énoncée par Traube (2), il y a de longues années déjà, relative à l'origine de la diarrhée dans les cas d'ulcérations intestinales : « Il se produit dans l'intestin des pertes de substance qui mettent à nu les nerfs dépouillés de leurs enveloppes protectrices et les exposent ainsi à tous les obstacles directs ; et en toutes les circonstances, le contact s'établit avec le

1. Conheim. Vorbsungen über allgemeine pathologie. Berlin 1880.

2. Traube. Die symptome der Kraükheiten des Respirations und Circulations, Apparates. Berlin, 1867.

contenu ordinaire de l'intestin et les produits normaux de la digestion, fait évident pour tous. Et peu importe le point du canal intestinal où siège l'ulcération, en quelque endroit qu'elle se trouve, elle produit toujours des contractions péristaltiques générales. .

Mais pour expliquer la diarrhée, c'est-à-dire des selles molles et fluides, il nous semble qu'il ne faut pas omettre cette particularité, tout au moins pour les cas de vastes ulcérations du gros intestin, que les parties aqueuses qui rentrent dans la constitution de ces selles molles et fluides, ne se résorbent que d'une façon bien imparfaite, dans cette paroi intestinale plus ou moins profondément altérée.

En réalité, ces deux faits : d'une part, l'irritation des extrémités nerveuses dans le fond de l'ulcère ; d'autre part, la non résorption de l'eau dans l'intestin malade, peuvent suffir pour expliquer la diarrhée qui est la conséquence des nombreuses ulcérations folliculaires du gros intestin, fort considérables parfois, surtout au début dans les cas de dysentérie.

L'importance de la deuxième proposition que nous avons exprimée, est bien manifeste, car si la résorption ne se fait pas, l'eau restant dans les selles, les rendra diarrhéiques, plus fréquentes et plus liquides ; mais il n'en est pas de même de la première opinion, celle de Traube et de Leube, qui dit que l'irritation des filets sensibles des nerfs, au fond de l'ulcération. provoque des mouvements péristaltiques généraux de l'intestin, et par suite la diarrhée quelque soit le point où siège cette ulcération.

Ne voyons-nous pas en effet quotidiennement des autopsies nous révéler la présence d'ulcérations parfois fort étendues, qui pendant la vie, n'ont donné aucun signe qui pût nous mettre sur la voie du diagnostic, et qui, bien loin de provoquer des selles plus fréquentes, les rendaient au contraire plus rares, car au lieu de diarrhée, on remarquait de la constipation ? Donc cette théorie que Leube voulait appliquer à tous les cas, ne peut être admise sans restrictions, et ne peut s'étendre à tous les faits observés.

Aussi pensons-nous être en droit de dire que bien souvent il existe dans l'intestin des ulcérations sans qu'elles provoquent de la diarrhée, et que les selles sont normales et régulières soit tous les jours, soit tous les deux ou trois jours. Les observations sont nombreuses aujourd'hui qui confirment cette proposition.

Passons en revue les formes d'ulcérations les plus fréquentes et voyons quelle valeur clinique a la diarrhée pour établir le diagnostic.

Une des ulcérations les plus communes est l'ulcération tuberculeuse : il est hors de doute que le plus souvent, on observe chez les phthisiques, une diarrhée tenace et rebelle à tout traitement qu'expliquent, *post mortem*, des lésions ulcéreuses de l'intestin, quelquefois considérables.

Mais en est-il toujours ainsi? Evidemment non et nous ne pouvons pas partager l'opinion qu'émettait Louis (1) en 1825 (*Recherches sur la phthisie*), lorsqu'il affirmait que les ulcérations tuberculeuses engendraient toujours la diarrhée : c'était là une erreur qui fut, à cette époque, partagée par la plupart des auteurs, mais contre laquelle on ne tarda pas à réagir. Traube citait des observations

1. Louis. Recherches sur la *phthisie*, Paris, 1825.

où il n'avait observé ni douleur ni diarrhée dans des ulcérations tuberculeuses de l'intestin « rares et petites. » Plus
tard, les faits se sont multipliés, les auteurs qui s'étaient
tout particulièrement occupés de la question, tels que
Damaschino (1) en France (*Maladies des voies digestives,*
Paris, 1880) et Habershon (2) en Angleterre (*Diseases of
the abdomen*, London, 1878) ont partagé cette opinion.
D'autres auteurs même ont été plus loin. Bamberger (3) et
Ruehle soutiennent que la diarrhée peut manquer dans des
cas d'ulcérations assez étendues. Enfin Leube et Kortum (4)
ont appelé l'attention sur la rareté de la diarrhée dans des
cas d'ulcérations tuberculeuses fort étendues.

Pour nous, nous ne croyons pas pouvoir mieux faire que
de rapporter les idées émises par notre maître, M. le professeur agrégé Spillmann (5), dans sa thèse d'agrégation :
De la tuberculisation du tube digestif, Paris, 1878. Après
avoir distingué les trois formes d'ulcérations tuberculeuses
que l'on rencontre dans l'intestin, à savoir : les granulations tuberculeuses, formées de petits noyaux miliaires gri-
sâtres, se développant dans la muqueuse ou le tissu cellulaire sous-cutané, les ulcérations produites autour des vaisseaux (type annulaire) et enfin la tuberculisation des plaques de Payer, M. Spillmann admet que ces ulcérations,
quel que soit leur mode d'origine, se manifestent à nous par

1. Damaschino. *Maladies des voies digestives*, Paris 1880.
2. Habershon. Diseases of the abdomen, London 1878.
3. Bamberger. Krankheiten des chylopœtischen systems. Erlangen,
1855.
4. Kortum, Ueber *Enterophthise*, Berlin, 1879.
5. Spillmann. De la tuberculisation du tube digestif. Paris, 1878.

des symptômes abdominaux le plus souvent nettement tranchés : diarrhée abondante et fréquente, ou même simple-
ment deux ou trois selles liquides rendues dans les vingt-
quatre heures ; diarrhée accompagnée de peu ou point de
coliques, d'abord intermittente, puis disparaissant par le régime ou une médication appropriée, et enfin devenant ré-
fractaire à tout traitement. Puis l'amaigrissement fait des
progrès, les forces déclinent, et le malheureux arrive au
dernier degré du marasme. Lorsque, à tous ces signes,
viennent se joindre les symptômes caractéristiques de la
lésion pulmonaire, le diagnostic ne saurait être douteux,
on peut conclure en toute certitude à l'existence d'ulcérations tuberculeuses dans l'intestin.

Mais les faits ne se présentent pas toujours de la même
façon : il arrive parfois que les symptômes abdominaux
dominent la scène, et que les lésions du poumon restent
insignifiantes, malgré l'opinion contraire de Klebs (*Traité
d'anatomie pathologique*, Berlin 1868), qui prétend que
la tuberculose intestinale est toujours consécutive à la tuberculose pulmonaire ; et de Leube, qui déclare qu'il n'y
a jamais de tuberculose intestinale sans tubercules dans
d'autres organes. Un malade est atteint de diarrhée chronique, opiniâtre, elle se prolonge et les troubles respira-
toires ne se manifestent que bien plus tard. Mais est-on
en droit de conclure, sur le seul symptôme de diarrhée, à
l'existence d'ulcérations ? Non certainement, il faut que
cette diarrhée soit accompagnée d'autres signes qui viennent
confirmer le diagnostic, il faut, suivant la proposition
exprimée par Chomel, dont Trousseau a si souvent vérifié
la justesse, « la diarrhée avec fièvre et sueurs nocturnes,

signe à peu près certain de tuberculisation. » Fièvre et
sueurs nocturnes, signe à peu près certain de tuberculisation ! Que de fois la tuberculose ne se traduit par aucun
signe subjectif apprécié par le malade ! Que de fois la
diarrhée est le seul symptôme constaté par lui ! témoin
l'observation XV, page 160, rapportée par M. Spillmann
et que M. Bernheim lui a communiquée, où on a constaté
de la diarrhée, du ténesme, de la cuisson rectale, des
selles sanguinolentes : ne croirait-on pas plutôt à l'existence
d'ulcérations dysentériques qu'à une tuberculose intestinale !

Mais la tuberculose intestinale peut être latente, c'est-à-
dire que chez des malades qui n'avaient présenté pendant
la vie aucun symptôme du côté du tube digestif, on trouve
à l'autopsie des ulcérations parfois nombreuses et profondes.
Lange (*Memorabilien*, n° 6, 1871) cite le cas d'un indi-
vidu atteint de tuberculose pulmonaire et d'ulcérations tuberculeuses nombreuses de l'iléon qui n'avaient donné lieu
à aucun trouble fonctionnel pendant la vie. L'observation I
que nous avons citée confirme aussi cette idée.

Inversement, le fait peut se produire sur des malades
atteints pendant la vie de douleurs abdominales très vives,
avec diarrhée profuse et continue, qu'on ne constate à
l'autopsie que des lésions insignifiantes, car, comme le dit
M. Spillmann, la diarrhée des tuberculeux n'est pas toujours liée à des ulcérations ; elle peut avoir pour origine
l'altération amyloïde des parois des vaisseaux et l'hyperémie
veineuse.

Toutes choses égales, d'ailleurs, la diarrhée peut être
considérée comme un des phénomènes les plus fréquents

de la tuberculose intestinale, mais non pas comme un phénomène constant.

En général, le nombre et la quantité des évacuations alvines dépendent de l'étendue des lésions. Sont-elles localisées dans l'intestin grêle? elles se rapprochent de l'état normal; dans le colon? elles sont plus liquides et plus fréquentes, mais n'oublions pas que la diarrhée n'est pas constante, et que l'on peut trouver dans un intestin très malade des matières fécales dures et consistantes, adhérant même aux ulcérations.

Concluons donc en disant que le symptôme clinique diarrhée, n'a absolument rien de caractéristique pour diagnostiquer l'ulcération tuberculeuse, et que, tant qu'il ne s'est pas manifesté de phénomènes particuliers qui permettent de constater l'existence de lésions intestinales, tels que la péritonite localisée, la perforation, le diagnostic reste incertain et ne repose que sur des probabilités.

Passons aux ulcérations dothiénentériques : il est d'observation commune, et tout clinicien l'a pu maintes fois constater, que la diarrhée constatée pendant la vie, n'est pas du tout en rapport avec le nombre et l'étendue des ulcérations typhiques, trouvées après la mort : tel malade avait beaucoup de diarrhée, qui ne présente à l'autopsie que des lésions insignifiantes (observation II) ; tel autre a des selles normales, chez qui on trouvera des plaques de Payer et des follicules complètement ulcérés.

Les observations de cas semblables sont nombreuses, et il est admis aujourd'hui que la constipation existe dans l'iléo-typhus, ce qui, au point de vue du pronostic, peut malheureusement induire en erreur, car on est tenté de croire que, puisque les selles sont normales ou même plus rares, on n'a affaire qu'à de légères ulcérations, alors que le malade est sous le coup d'une hémorrhagie mortelle ou d'une péritonite aiguë, suite de perforation.

Quant aux ulcérations catarrhales ou folliculaires étendues, on peut admettre qu'elles provoquent beaucoup plus fréquemment la diarrhée, ce qui s'explique très bien par l'existence concomitante de l'hyperémie considérable du système vasculaire de l'intestin. Pour ce qui est des autres formes d'ulcérations, nous les laisserons de côté : leur existence est trop rare, et le cadre de notre travail trop restreint, pour nous livrer, à leur sujet, à une discussion plus étendue. Il nous suffit d'avoir établi que les ulcérations tuberculeuses et dothiénentériques, de beaucoup les plus importantes, ne sont pas rares sans diarrhée (D'après Kortum, sur 13 phthisiques ayant des ulcérations intestinales, 4 avaient la diarrhée, 6 allaient régulièrement à la selle tous les jours, les 3 autres étaient constipés).

Nous voudrions maintenant étudier comment on peut expliquer ce manque de diarrhée, pourquoi dans certains cas, ce signe si important, existe, pourquoi dans d'autres cas, il fait défaut. La diarrhée est-elle en rapport avec le nombre des ulcérations intestinales ? Non, car nous savons que des pertes de substance parfois fort étendues, comme nous en avons vu dans des cas de tuberculose, existaient dans l'intestin, alors que l'on avait observé de la constipation, et tous les auteurs ont fait cette remarque. Tient-elle à la rapidité de développement des ulcérations ? Pas davantage, car les ulcérations du typhus abdominal se développent en quelques jours, et peuvent très bien ne pas provo-

quer de diarrhée, ainsi que nous l'avons vu ; de plus, dans
les cas d'ulcérations emboliques, constatées chez les hommes et provoquées chez les animaux (Feltz) et dont l'évolution est assez rapide, on a toujours constaté plutôt la
constipation que la diarrhée qui est extrêmement rare.
Serait-elle alors en rapport avec le siège de l'ulcération ?
Cette dernière proposition paraît être plus vraisemblable,
nous allons nous y arrêter un instant.

Quelques auteurs avaient admis que d'un point quelconque du tube digestif, une irritation provoquait des mouvement péristaltiques généraux, qui s'étendaient dans toute
l'étendue de l'intestin, intestin grêle et gros intestin. Mais
cette idée, nous ne pouvons pas la partager, et voici pourquoi : il est reconnu que les mouvements péristaltiques
normaux de l'intestin ont une assez grande rapidité pour
faire traverser au bol alimentaire l'intestin grêle en l'espace
de deux heures environ.

Or si les mouvements péristaltiques engendrés par ce bol
alimentaire depuis le pylore, se propageaient sans discon-
tinuité d'abord à l'intestin grêle, puis au gros intestin, il
arriverait nécessairement qu'après chaque digestion, c'est-
à-dire trois à quatre heures après le repas, nous ressenti-
rions, par suite d'une contraction du rectum, un be-
soin d'aller à la garde-robe ; et cela n'existe pas. Nous
pensons donc que l'excitation provoquée par le bol alimentaire ne produit pas dans toute la longueur de l'intestin,
du pylore au rectum, des mouvements péristaltiques inin-
terrompus ; ces mouvements ont lieu dans l'intestin grêle,
mais ils s'arrêtent à la valvule iléo-cœcale, et la preuve en
est dans la différence de consistance qui existe entre le

contenu de l'iléon, dernière partie de l'intestin grêle, et le cœcum, première partie du gros intestin : là, les matières sont molles, fluides, ici, elles sont dures et concrètes, ce qui prouve que les mouvements de l'intestin grêle sont assez rapides pour conduire les matières encore imbibées de liquides jusqu'à la valvule ileo-cœcale, et des mouvements du cœcum assez lents pour favoriser la résorption de l'eau, de ces matières et les rendre concrètes par leur séjour prolongé.

D'ailleurs, des expériences directes d'Engelmann (1) confirment cette manière de voir : cet observateur a remarqué que les mouvements de l'estomac n'engendraient pas les mouvements de l'intestin, pas plus que l'excitation de l'intestin grêle ne provoquait l'excitation du gros intestin : la valvule iléo-cœcale, pas plus que le pylore, ne permettait pas la transmission des ondes péristaltiques d'une partie du tube digestif à l'autre.

Voilà ce qui se passe à l'état normal, lorsque le bol alimentaire provoque la contraction de l'intestin ; et pourquoi en serait-il autrement dans certains cas pathologiques ? Les mouvements péristaltiques ne changent pas de nature : qu'ils soient provoqués par le bol alimentaire, ou par une irritation qui a pour cause un ulcère, qu'importe ! C'est toujours le même mouvement péristaltique, et dans les deux cas, pathologique ou normal, il s'arrête à la valvule. D'ailleurs, nous observons, ce qui vient affirmer notre conviction, des catarrhes aigus de l'intestin grêle qui ne provoquent pas des évacuations alvines plus fréquentes, et qui

1. Engelmann, *in Pflugers Archiv* IV, 1871.

cependant engendrent des mouvements péristaltiques actifs de l'intestin grêle se traduisant à nous par des borborygmes, du gargouillement, voire même des mouvements sensibles à travers la paroi abdominale.

Nous pouvons donc conclure de là, que lorsque le siège de l'ulcération se trouve dans l'intestin grêle, on peut ne pas observer de diarrhée ; et les observations cliniques sont là pour confirmer cette opinion. Nous avons vu que les ulcérations tuberculeuses de l'iléon ne provoquent pas toujours de la diarrhée ; Krauss nous apprend, en désaccord, il est vrai, avec l'opinion soutenue par Muller et Leube, que l'ulcère perforant du duodénum s'observe plus souvent avec de la constipation qu'avec de la diarrhée ; dans le cas d'ulcération embolique intestinale, cité plus haut, Virchow, a observé de la constipation ; enfin, quant aux ulcérations dothiénentériques, où la diarrhée est pour ainsi dire, de règle, nous avons cité des cas où elle n'existait pas ; de plus, de nombreuses observations nous montrent qu'il ne faudrait peut-être pas mettre sur le compte des ulcérations intestinales, la diarrhée que l'on observe, car on l'a constatée forte et persistante chez des sujets qui, *post mortem*, ne présentaient que des lésions insignifiantes et chez d'autres, à une période trop précoce pour qu'on pût admettre raisonnablement l'existence d'une ulcération à son entier développement. Dans ces cas, il ne faudrait pas regarder l'ulcération comme cause déterminante de la diarrhée, mais bien plutôt un catarrhe concomitant et, comme le fait remarquer Conheim, l'infection typhique.

Pour nous, nous sommes convaincu que, quand l'ulcération siège dans l'intestin grêle, l'absence de diarrhée s'explique par la non-propagation des ondes péristaltiques de l'intestin grêle dans le gros intestin à travers la valvule iléo-cœcale.

Voyons maintenant ce qui se passe du côté du gros intestin. Les ulcérations qui y ont établi leur siège provoquent-elles toujours de la diarrhée, et donnent-elles lieu à des évacuations alvines plus fréquentes ? Ici, nous avons deux cas à considérer : 1° lorsque l'ulcération siège dans la partie la plus élevée du gros intestin, c'est-à-dire dans le cœcum et le colon ascendant ; 2° lorsqu'elle siège dans la partie terminale du gros intestin ou le colon transverse, le colon descendant et le rectum.

Que se passe-t-il dans le cas d'ulcérations du cœcum ou de la première partie du colon ascendant? L'irritation qui résulte de leur présence provoque-t-elle toujours des contractions de la tunique intestinale se traduisant par des selles plus fréquentes? Nous ne pouvons pas répondre par l'affirmative, car la plupart des observateurs que nous avons déjà signalés, ont remarqué maintes fois dans leurs autopsies, des ulcérations, situées dans ces parties du gros intestin, et produites soit par un processus tuberculeux, soit par les altérations caractéristiques de la dothiénenterie, comme nous en avons nous-même observé plusieurs cas, à la Faculté de médecine de Nancy, soit enfin par toute autre cause, non-seulement ne pas provoquer de diarrhée, mais encore exister avec des selles normales ou même rares.

Ces faits tendraient donc à prouver que les mouvements péristaltiques engendrés dans les parties les plus élevées du gros intestin par la présence d'ulcérations, ne se propageraient pas à travers le colon jusqu'au rectum pour provoquer des garde-robes plus fréquentes, mais que les mouvements péristaltiques produits iraient du cœcum et de la première partie du colon, en s'affaiblissant de plus en plus jusqu'au colon transverse, et que là, ils deviendraient plus rares et plus faibles pour cesser bientôt et ne pas se propager plus loin. Telle est du moins l'opinion émise par le professeur Nothnagel qui est convaincu que « les mouvements péristaltiques plus actifs dans la partie la plus élevée du gros intestin, engendrés dans l'excitation des ulcères, ne provoquent pas des contractions générales de tout le gros intestin, jusque et y compris le rectum. » Ce qui nous fait conclure que les ulcérations du cœcum et du colon ascendant ne provoquent pas d'une façon fatale la diarrhée ; ce qui cependant ne nous fait pas exclure l'idée que, dans certaines circonstances, elles ne puissent la provoquer.

Nous avons à examiner maintenant le cas où les ulcérations siègent dans la dernière partie du gros intestin, c'est-à-dire dans le colon descendant et le rectum. Que produit l'excitation engendrée par les ulcérations ? Pour répondre à cette question, nous n'avons qu'à considérer ce qui se passe dans cette maladie particulière qui est une inflammation ulcéreuse du gros intestin et dont les lésions ont pour siège de prédilection le rectum et l'S iliaque : nous avons nommé la dysentérie. Quelle que soit la forme qu'elle revête, qu'elle soit grave ou bénigne, qu'elle soit bilieuse ou rhumatismale, intermittente ou adynamique, peu importe, la dysentérie se traduit toujours par de la diarrhée, par des selles muqueuses ou glaireuses, souvent sanguinolentes au milieu desquelles nagent des lambeaux de membranes, et qui ont parfois une fréquence telle qu'il est pour ainsi dire impossible au malade de les compter.

Ce symptôme diarrhée ne fait jamais défaut dans la dysentérie, ce qui se comprend très bien par le peu de distance qu'ont à parcourir les ondes péristaltiques provoquées par ces ulcérations, qui de l'S iliaque et de la dernière partie du colon, n'ont qu'à se propager jusqu'à l'extrémité terminale du rectum pour produire les garde-robes.

Mais si nous considérons des ulcérations autres que les ulcérations dysentériques, comme par exemple, celles qui résultent de la tuberculose de la partie inférieure du gros intestin, nous voyons qu'il n'en est pas toujours ainsi, sans doute, les ulcérations tuberculeuses du rectum s'accompagnent le plus souvent de diarrhée, mais l'observation suivante que nous trouvons dans Kortum, nous montre bien que la diarrhée n'est pas constante.

OBSERVATION IV

Ulcérations tuberculeuses du rectum sans diarrhée.

Une femme ayant tous les symptômes cliniques de la phthisie, souffrait d'une diarrhée persistante depuis dix semaines.

Elle entre à l'hôpital ; cette diarrhée continue encore pendant neuf jours après son entrée, puis cesse, environ cinq semaines avant la mort de la malade ; pendant ce laps de temps, cette femme n'avait journellement, à peu d'exceptions près, qu'une selle, à la vérité très claire.

A l'autopsie on découvrit du cœcum à l'anus des ulcérations considérables, si nombreuses et si rapprochées qu'on ne trouvait, sur toute cette partie du gros intestin, que quelques rares lambeaux de muqueuse, isolés, faisant îlots.

Comment comprendre et expliquer une pareille observation ?

Nous voyons une femme phthisique atteinte de diarrhée, cessant cinq semaines avant sa mort, et malgré la présence d'ulcérations fort étendues de la partie inférieure du gros intestin, n'avoir qu'une selle liquide par jour. Pouvons-nous admettre que cette selle liquide soit de la diarrhée ? Non, car pour qu'il y ait diarrhée, il faut des évacuations alvines plus fréquentes et plus liquides. Ici nous avons une selle liquide, mais une seule par jour : donc la fréquence des évacuations fait défaut ; et de plus, pour la fluidité des selles, nous pouvons, ce semble, l'expliquer, d'une part, par la sécrétion pathologique anormale des petites ulcérations qui délayaient les matières contenues dans l'intestin et leur enlevaient leur consistance normale, et d'autre part par la faculté de résorption bien amoindrie dans cette muqueuse intestinale altérée. Donc, pas de diarrhée. Mais comment alors expliquer que dans une altération de la muqueuse aussi étendue, l'irritation des nerfs mis à nu au fond des ulcérations n'ait pas provoqué de violents mouvements péristaltiques ? Nous constatons des faits analogues dans les altérations de l'estomac : nous savons très-bien que des ulcères se développent dans sa muqueuse, sans provoquer de vomissements, c'est-à-dire sans produire des contractions des parois de l'estomac, nous savons encore que des carcinômes ulcérés de l'estomac évoluent jusqu'à la mort sans vomissements. Rapprochons ces faits du cas qui nous occupe, et il nous étonnera moins. Pour l'expliquer, nous pouvons admettre ou que la nature même de la maladie entre pour beaucoup dans la production de la diarrhée, ou que, au milieu du processus ulcéreux, les nerfs sont complètement altérés et ne sont plus irritables, ou que par suite de la répétition constante, ils sont devenus insensibles à l'irritation ordinaire qui agit sur eux. Ces différentes théories sont admissibles.

Maintenant que nous avons étudié les causes qui peuvent expliquer l'absence de diarrhée dans les ulcérations qui se développent dans chacune des parties du tube intestinal, il nous reste à chercher s'il existe des raisons spéciales qui nous rendent compte du manque de diarrhée dans le cas de catarrhe intestinal. On avait admis, ce qui nous paraît assez naturel, que l'on pouvait plus facilement comprendre cette absence de diarrhée dans les ulcérations, lorsqu'il n'existait pas un catarrhe concomitant. Sans doute, il est incontestable qu'un catarrhe contribue pour beaucoup à augmenter les selles et à les rendre diarrhéiques, lorsqu'elles existent déjà, surtout lorsque le catarrhe est intense et violent, comme il arrive à la suite d'ulcérations à évolution rapide, mais nous ne croyons pas que le catarrhe lui-même provoque la diarrhée, il peut l'accroître mais non pas l'engendrer, et les raisons qui nous conduisent à penser ainsi sont les mêmes que celles que nous avons exposées pour les ulcérations.

Le catarrhe n'a d'action qu'autant qu'il produit les mouvements de l'intestin, il agit donc comme les ulcérations ; et la présence ou l'absence de la diarrhée dans les cas de catarrhe, dépend comme pour elles de son siège. Aussi nous pensons que le catarrhe qui se trouve dans l'intestin grêle produit aussi peu la diarrhée que les ulcérations qui se trouvent dans cette même partie ; que les ulcérations du

cœcum, qui s'accompagnent de catarrhe, engendrent des
mouvements péristaltiques ni plus ni moins que s'il n'y
avait pas de catarrhe, et que ce n'est donc pas à lui qu'il
faut rapporter la diarrhée. D'ailleurs la plupart des auteurs
ont reconnu, après de nombreuses remarques faites sur des
cas indiscutables, que dans le catarrhe chronique du gros
intestin la diarrhée fait souvent défaut, et qu'elle apparaît
seulement à la suite d'écarts de régime ou d'alimentation
grossière, ce qui se comprend par l'excitation plus vive et
plus forte qui en résulte et qui produit des mouvements
de la tunique intestinale plus accentués donnant lieu à de
la diarrhée. Il est bien entendu que nous ne parlons ici
que du catarrhe qui circonscrit les ulcérations et dont il
est une conséquence, et non pas d'un catarrhe qui frappe-
rait une grande partie de la surface intestinale, auquel cas
la diarrhée, on le conçoit, ne saurait faire défaut, puisque
à côté d'une sécrétion morbide exagérée viendraient s'ajou-
ter des mouvements péristaltiques plus étendus et plus
énergiques sous l'influence de l'excitation du catarrhe.

De tout ce que nous avons dit jusqu'ici, nous sommes
en droit de conclure : 1° la diarrhée existe fréquemment
dans les ulcérations intestinales, mais elle n'est pas un
signe caractéristique ; 2° assez souvent, la diarrhée fait
défaut, quelle que soit la nature de l'ulcération ; 3° pour
expliquer cette absence des évacuations diarrhéiques dans
les cas d'ulcérations, on ne peut faire intervenir ni le
catarrhe concomitant, ni la forme et la nature des ulcérations, ni même leur nombre. à moins qu'il ne soit trop
considérable ; 4° selon nous, le siège de l'ulcération est la
seule cause qui peut expliquer l'absence de diarrhée,

quand surtout, au fond de cette ulcération, il n'existe plus de filets nerveux mis à nu dont l'excitation soit susceptible de produire la contraction plus fréquente des tuniques intestinales.

Il nous paraît maintenant évident que la quantité des selles, non plus que leur fluidité, ne peuvent être d'un grand poids pour le diagnostic assuré des ulcérations intestinales. Mais bien plus importante nous semble être leur nature, et nous pensons que l'examen des selles, examen attentif, voire même dans certains cas, approfondi, doit nous donner les plus précieux renseignements pour fonder notre diagnostic. On peut en effet trouver, dans les selles, du sang pur ou mélangé aux matières fécales, rutilant ou digéré, du pus en plus ou moins grande quantité, et même des lambeaux de la muqueuse intestinale que le travail ulcératif a nécrosés. C'est dans l'étude des caractères particuliers que peuvent présenter les selles que nous voulons entrer.

SANG

L'ulcération intestinale est, on le conçoit, une voie toute ouverte aux hémorrhagies : les ulcères, quel que soit leur principe, que ce soient ceux de l'entérite folliculeuse simple, ceux de la dysentérie et ceux de la fièvre typhoïde, constituent autant d'occasions d'hémorrhagie. Celle qui survient dans le cours de la fièvre typhoïde devient une complication très-inquiétante et qui compromet la guérison d'un cas quelquefois très-bénin par lui-même. Les ulcères tuberculeux ne sont pas moins redoutables, quoiqu'ils produisent l'hémorrhagie beaucoup plus rarement que l'ulcère typhique. M. Alfred Luton cite, in article : intestins, du *Dictionnaire de médecine et de chirurgie pratiques* le cas d'un jeune homme qui est mort d'une hémorrhagie intestinale due à cette cause, alors que la phthisie dont il était atteint ne semblait pas menacer immédiatement sa vie. Spillmann rapporte dans sa thèse d'agrégation, un cas signalé par Reimer, d'hémorrhagie intestinale considérable chez un enfant à la suite d'un ulcère tuberculeux du rectum.

Si nous cherchons à établir un parallèle entre les quatre formes les plus fréquentes d'ulcérations, c'est-à-dire la forme catarrhale, la forme tuberculeuse, la forme typhique et la forme dysentérique, dans lesquelles on constate le plus fréquemment la présence du sang dans les selles, nous sommes tout d'abord frappés de la disproportion qui existe entre chacune de ces formes pour l'apparition de ce symptôme. Nous ne voulons pas à dessein nous occuper de l'ulcère simple du duodénum pour le diagnostic duquel l'hémorrhagie intestinale est un signe de grande valeur à cause de sa rareté, et plus particulièrement de sa situation propre. Nous renvoyons aux ouvrages qui se sont tout spécialement occupés dans ces derniers temps de cette forme d'ulcères, et particulier à la thèse de Krauss (1) de Berlin, et à celle beaucoup plus récente de Nidergang (2) soutenue l'an dernier à Paris.

La présence du sang dans les selles est, relativement

1. Krauss, *Das perforirende Gesschvure in Duodenum*, Berlin, 1865.

2. Nidergang. — *Thèse sur l'ulcère du duodénum*, Paris, 1881.

aux autres formes d'ulcération, très fréquente dans la dysentérie, assez fréquente dans la fièvre typhoïde (suivant le professeur Jaccoud, 6 fois sur 100), très rare au contraire dans les ulcérations catarrhale et tuberculeuse. Considérons l'ulcère de la fièvre typhoïde et l'ulcère tuberculeux : dans la première forme, l'hémorrhagie est fréquente, dans la seconde, elle est rare ; comment s'expliquer cette différence, surtout pour des ulcérations qui le plus souvent ont le même point de départ, les plaques de Peyer et les follicules de la muqueuse? Et pour le processus tuberculeux en particulier, comment admettre que les granulations ulcérées de l'intestin se développant autour des vaisseaux, produisent si peu souvent de l'enterorrhagie, alors que les affections tuberculeuses du poumon se dévoilent le plus souvent par des crachements de sang? La rapidité d'évolution joue-t-elle ici quelque rôle, il nous est difficile de l'admettre, car nous voyons les hémoptysies prémonitoires du tubercule pulmonaire se déclarer bien avant que les lésions du poumon soient nettement accentuées ! Et nous ne voyons pas quelle hypothèse admettre pour expliquer cette différence entre la fonte du tubercule de l'intestin et celle du tubercule du poumon. Quant à la fréquence plus grande de l'hémorrhagie dans la fièvre typhoïde par rapport à la tuberculose intestinale, nous serions assez porté à croire qu'il faut la rattacher aux altérations de nutrition des parois vasculaires et à la décomposition du sang qui devient diffluent et est beaucoup plus apte à s'exhaler hors des vaisseaux (Trousseau), ce qui n'existe pas dans le processus tuberculeux et dans le catarrhe de l'intestin.

Les granulations tuberculeuses de l'intestin, suivant

MM. Cornil et Rindfleisch, dépriment la tunique internè des artérioles, rétrécissent leur calibre et produisent sur la paroi des vaisseaux des inégalités très favorables à la coagulation du sang, thromboses favorisées de plus par l'endartérite et la périartérite des vaisseaux, au voisinage et dans la zône inflammatoire des granulations tuberculeuses, ce qui est beaucoup moins favorable à la production de l'hémorrhagie que le processus dothiéoentérique où l'un des vaisseaux désorganisés est rompu dans le travail d'élimination du bourbillon furonculeux.

Quant aux selles sanglantes de la dysentérie, la présence du sang s'explique fort bien par l'hyperémie du réseau vasculaire de la couche glandulaire, réseau vasculaire dont les parois sont entourées d'un tissu conjonctif infiltré de cellules embryonnaires ; la gangrène de la muqueuse qui n'est plus suffisamment nourrie provoque des ulcérations qui intéressent presque toujours quelques vaisseaux dont la lésion laisse écouler le sang dans l'intérieur de l'intestin.

Les signes par lesquels s'annonce l'hémorrhagie intestinale sont peu |nombreux : le plus certain est assurément l'évacuation du sang par les garde-robes. Dans les ulcérations dothiénentériques et dysentériques, comme aussi dans l'ulcère du duodénum, le sang se présente sous plusieurs aspects ; ou bien le sang est presque pur, il est rouge, rutilant, caractère qui le plus souvent indique une hémorrhagie grave, abondante, due à la perforation d'un vaisseau de calibre assez important : la présence du sang détermine au besoin un caractère particulier, c'est le ténesme ou sensation impérieuse d'expulsion avec chaleur ;

ou bien, le sang est intimement lié à des matières fécales liquides, délayé comme dans la dysentérie, à des matières séreuses et muqueuses, il est alors plus ou moins altéré et a perdu sa plasticité ; ou enfin, le sang est rendu avec des selles normales auxquelles il communique un aspect noirâtre, c'est le véritable melœna, indiquant que le sang est rendu en petites quantités à la fois, qu'il a séjourné longtemps dans l'intestin et qu'il y a été en quelque sorte digéré. Que le sang soit rendu d'une façon ou de l'autre, son abondance et sa persistance aggravent toujours l'état du malade et préparent souvent une terminaison fatale.

Mais à côté de ces faits où l'hémorrhagie est palpable, où le sang se reconnaît à l'examen superficiel des matières rendues, il en est d'autres où elle est latente, due à l'érosion de quelques petits vaisseaux capillaires, si peu abondante qu'elle ne laisse que peu de traces : c'est ce qui arrive, ce nous semble, dans les ulcérations tuberculeuses et catarrhales.

Dans ces dernières formes, le processus de l'ulcération ne permet que rarement l'ouverture d'un vaisseau important, et par conséquent, l'expulsion d'une quantité de sang assez considérable pour le reconnaître de prime abord dans les évacuations alvines ; mais nous sommes convaincu que, dans ces formes aussi, la rupture de petits vaisseaux laisse échapper du sang qui se répand dans l'intestin, et si on voulait examiner plus attentivement les selles, nous croyons qu'on trouverait plus souvent qu'on ne le pense, le sang sous forme de petites stries à la surface des matières, ou intimement mêlé à ces mêmes matières, reconnaissable alors seulement par un examen microscopi-

que. Quoi qu'il en soit nous partageons l'opinion de la
plupart des auteurs qui considèrent comme fort rares,
comme exceptionnelles les hémorrhagies de quelque importance dans les ulcérations catarrhales ou tuberculeuses et
comme plus communes les hémorrhagies se traduisant
par quelques stries de sang sur les matières évacuées.

Ajoutons enfin que l'hémorrhagie ne se révèle quelquefois à nous par aucun signe extérieur, et que souvent considérable elle ne se dévoile par aucune évacuation : nous
arrivons alors à poser le diagnostic d'hémorrhagie interne
par les symptômes tels que : ballonnement du ventre, déco-
loration des téguments, refroidissement des extrémités, fai-
blesse et lenteur du pouls, syncope.

Ouvrons ici une petite parenthèse et parlons en quelques mots d'une règle de pronostic qu'a posée le professeur
Nothnagel, d'Iéna. Cet auteur qui, dans ses recherches
microscopiques, examinait les selles des typhiques, parve-
nait à prévoir, après constatation de légères stries de sang
sur quelques unes de ces selles, une hémorrhagie intestinale, douze et vingt-quatre heures avant son apparition.
Les stries de sang sur les matières seraient la preuve de
l'altération des vaisseaux capillaires qui peut s'étendre à
bref délai sur des vaisseaux de plus fort calibre, et comme
les signes précurseurs d'une hémorrhagie plus abondante
et plus grave. Si ce fait est vérifié, il sera certainement
d'une grande importance : sans doute, on ne peut exiger
du médecin qu'il examine au microscope les selles de ses
malades atteints de fièvre typhoïde, mais il peut tout au
moins jeter non pas un regard distrait, mais attentif sur les
selles qu'il se fera présenter ; et s'il y constate la présence

de ces stries de sang, prévenu qu'il est du danger d'une hémorrhagie probable, imminente, il pourra recommander à son malade le repos le plus absolu, lui administrer les opiacés, en même temps que lui proscrire l'usage des bains froids, qui tendent à entrer pour une si grande part dans le traitement de la dothiénenterie.

D'après ce que nous avons dit jusqu'ici, nous pouvons admettre que si le sang apparaît quelquefois dans les selles, le plus généralement cependant il fait défaut dans les cas d'ulcérations. Nous avons à montrer que, inversement, le sang peut exister dans l'intestin sans ulcérations. C'est ce qui arrive dans les embolies de l'artère mésaraïque, à la suite des oblitérations de la veine-porte de la formation des néoplasmes, de l'empoisonnement par le phosphore, du scorbut, toutes maladies qui ont d'autres caractères tellement tranchés qu'il ne serait pas possible, à moins de circonstances tout à fait défavorables, de se tromper dans le diagnostic. Mais de cela il résulte que nous ne pouvons pas considérer le sang comme un signe pathognomonique d'ulcérations intestinales, puisqu'il existe dans l'intestin en l'absence de toute trace d'ulcération.

Nous admettons donc que le sang, apparaissant dans les selles avec d'autres symptômes qui conduisent à l'idée d'ulcérations, est un signe qui parle en faveur de la présence probable des ulcérations. Mais nous ne pouvons pas aller plus loin ; nous considérons ce signe comme de grande valeur, signe de probabilité et non de certitude ; car n'oublions pas que, outre les circonstances que nous avons énumérées plus haut, où le sang existe dans l'intestin en dehors de toute ulcération, il arrive parfois que dans le catarrhe aigu de l'intestin, le sang exsude hors des parois vasculaires, s'épanche dans le tube intestinal, sans être pour cela un symptôme d'ulcérations.

PUS

Mais bien plus importante et plus caractéristique est la présence du pus dans les évacuations alvines. La muqueuse intestinale ne paraît pas, en effet, se comporter comme la plupart des autres muqueuses sous l'influence d'un catarrhe, soit aigu, soit chronique où nous voyons, à la suite de l'inflammation, une sécrétion parfois considérable muco-purulente, ou même à proprement parler purulente, sans que la plus simple trace d'ulcération existe sur ces muqueuses.

Nous voyons dans les bronchites intenses, la sécrétion muqueuse devenir puriforme, les cellules d'épithélium cylindrique sont desquamées, les glandes sont remplies de corpuscules de pus, ce qui se traduit par une expectoration franchement purulente très caractéristique. Du côté de la muqueuse vésicale, nous constatons des altérations analogues : lorsque le catarrhe a duré un certain temps, ou que l'inflammation est intense, la desquamation des cellules superficielles est abondante, le pus est sécrété en grande quantité et sa présence dans l'urine lui donne un aspect trouble et laiteux, pendant qu'au fond du vase, il y a toujours un dépôt purulent assez abondant. A l'examen microscopique, on voit les globules de pus avec leurs caractères particuliers : ce sont des cellules constituées par une masse de protoplasma au milieu de laquelle se trouvent des noyaux, très apparents surtout après la coloration au carmin. Ces cellules ne diffèrent des cellules embryonnaires que par le nombre et l'atrophie de leurs noyaux.

Mais le catarrhe intestinal d'intensité moyenne ne provoque pas la formation de cellules de pus comme le catarrhe des autres muqueuses. L'inflammation de la muqueuse intestinale produit une sécrétion exagérée d'un liquide n'ayant pas les caractères de la purulence ; il contient en général quelques cellules cylindriques desquamées, mais il est surtout formé d'un mucus transparent semi-liquide qui enrobe les matières dures de l'intestin. Suivant M. Cornil, la sécrétion intestinale revêtirait les caractères microscopiques du pus et les matières seraient rendues recouvertes d'une couche de mucus puriforme. Le mucus plus ou moins concret, rendu sous forme de fausses membranes ou de longs filaments ne doit pas être pris pour des fragments de muqueuse. Ce mucus transparent, parfois opaque, contient les cellules cylindriques de l'intestin et une grande quantité de cellules lympathiques. — Mais pour les auteurs allemands qui ont fait des recherches microscopiques très complètes sur les selles produites par le catarrhe de l'intestin, les mucosités vitreuses ou quelquefois opaques, que l'on trouverait dans les matières fécales, ne seraient autre chose que des masses énormes d'épithélium ou qui se sont mal conservées, ou qui se sont altérées, ont perdu la vitalité, et ont proliféré ; mais les cellules rondes caractéristiques du pus ou n'existent pas, ou sont en si petite quantité qu'il est à peine digne de les mentionner ; les cellules que l'on observe ne sont ni de grandeur égale, ni de même aspect que les globules de pus ; les unes sont grandes, d'autres petites, les unes fines et transparentes, les autres opaques et de grosseur différente. Il résulte donc de ces recherches microscopiques que le catarrhe intestinal n'engendre pas, comme le catarrhe des autres muqueuses, la formation d'une quantité appréciable de globules purulents.

Aussi, lorsque l'on constate dans les selles macroscopiquement une sécrétion ayant tous les caractères du pus, trouble, épaisse, jaunâtre et opaque, et qui contient microscopiquement des celludes rondes nombreuses de la forme des globules blancs, présentant les caractères des cellules de pus que nous avons mentionnés plus haut, on peut affirmer, pensons-nous, que cette sécrétion est une preuve indubitable de la présence d'ulcérations dans l'intestin. — C'est sans contredit l'ulcération dysentérique qui produit les selles purulentes les plus caractérisées. Dans l'infection ulcéreuse du gros intestin, on voit, en effet, les vaisseaux de la couche glandulaire apparaître turgides et être entourés d'un tissu conjonctif infiltré de cellules embryonnaires éminemment propres à se transformer en cellules purulentes ; aussi les selles, constituées au début par une petite quantité de matière glaireuse, vitriforme, semblable à un crachat muqueux, changent de nature dans le cours de la maladie et contiennent des fragments blanchâtres membraneux, infiltrés de pus en quantité considérable.

Pour les autres formes d'ulcérations, tuberculeuses ou typhiques, comme fréquemment elles siègent beaucoup plus haut, on y constate moins facilement la formation du pus, ce qui se conçoit facilement puisque la petite quantité de pus formé sur ces ulcérations planes, se perd en partie dans le trajet des matières, du point où siège l'ulcération au rectum, elle est alors englobée dans les matières fécales, ou altérée par les sucs intestinaux à tel point qu'elle n'est plus reconnaissable. Rarement en dehors de la dysentérie, on peut constater dans les selles une quantité de pus assez considérable pour éveiller par son abondance même l'attention du médecin ; c'est là un fait exceptionnel, mais qui peut toutefois se présenter, car M. Spillmann affirme que les ulcérations tuberculeuses profondes et étendues peuvent produire une sécrétion purulente très abondante ; le fait le plus ordinaire est que le pus s'aperçoit dans les selles difficilement et qu'il faut un examen attentif pour l'y découvrir à l'œil nu, à la condition encore que la sécrétion soit assez considérable pour rester apparente sur les selles après leur trajet dans le tube digestif ; mais tous les cliniciens qui l'ont recherché, ont pu trouver du pus dans les selles de malades atteints d'ulcérations tuberculeuses, ou dothiénentériques, non pas sans doute en énorme quantité, mais sous forme de grumeaux gris-blanchâtres, faisant stries à la surface des matières fécales, grumeaux qu'un examen microscopique démontrait être constitués en grande partie par des cellules de pus, d'un aspect caractéristique. Aussi nous sommes entièrement convaincu que la présence du pus dans les selles est une preuve indiscutable d'ulcérations intestinales, et si nous soupçonnons une ulcération d'après l'ensemble des renseignements que nous avons pu recueillir, nous croyons pouvoir affirmer son existence, dès que nous observons le pus dans les selles d'une façon positive : dans ce cas, nous tenons le diagnostic pour absolument certain.

Qu'il nous soit permis de nous arrêter un instant sur une autre forme de produit de la muqueuse, qui a donné lieu aux idées les plus opposées et soulevé les débats les plus contradictoires ; nous ne voulons pas nous prononcer sur la valeur de ce symptôme, notre seul désir est d'exposer brièvement les idées de l'École Allemande sur ce sujet. Nous voulons parler de la présence dans les selles de produits transparents, vitreux, comparables et comparés à du frai de grenouille et à des grains de sagou cuits qui, d'après Bamberger, doivent être considérés comme un symptôme caractéristique d'ulcérations folliculaires.

Mais pour juger la question et pour bien connaître la valeur de ce signe, il faut tout d'abord en bien déterminer la nature. Si ces produits sont de nature muqueuse, disent les Allemands, ils ne peuvent certainement provenir des follicules, puisque, comme on sait, ceux-ci ne produisent pas de mucus. Pour Heubner, ce serait un mucus exhalé en dehors des ulcérations folliculaires ; pour M. Kelsch (1), il proviendrait des glandes de Lieber-Kühn qui se trouvent dans l'ulcération. Mais Virchow déclare, dans ses *Archives,* être d'un avis tout opposé, il considère ces produits comme de nature végétale. Wodwart, dans un ouvrage remarquable par son érudition paru à Philadelphie en 1879, adopte cette manière de voir, et la plupart des auteurs allemands semblent partager l'idée de Virchow et sont convaincus, en examinant ces grumeaux clairs, vitreux, semblables aux grains de sagou, qu'on est en présence d'un produit de nature végétale, dont la structure est

---

1. Kelsch, *Archives de physiologie normale et pathologique* 1877.

reconnaissable au microscope, et non pas d'une sécrétion particulière d'une des parties constitutives de la muqueuse intestinale.

Mais quelle que soit son origine, ce produit peut se présenter sous les formes les plus diverses et les aspects les plus variés : le plus souvent, il se roule, forme de petites masses rondes, des grumeaux arrondis, que l'on ne peut pas considérer comme caractéristiques des ulcérations de l'intestin : sont-ils en effet de nature végétale, on comprend qu'ils ne peuvent avoir aucune valeur pour fonder sérieusement le diagnostic ; sont-ils au contraire le produit de la sécrétion de la muqueuse, ils ne sont pas d'une plus grande importance puisqu'on les constate le plus souvent dans les cas de simple catarrhe intestinal, dans la moindre ulcération. Donc, qu'ils soient d'une origine ou d'une autre, ces grumeaux arrondis mêlés aux mucosités ne peuvent être considérés comme un indice pathognomonique de l'ulcération folliculaire de l'intestin.

LAMBEAUX DE MUQUEUSE

Enfin, il ne nous reste plus à examiner, pour en achever ce qui a trait aux renseignements fournis par la constitution des selles, que le cas où on observe des lambeaux de muqueuse dans les évacuations alvines. Nous serons assez bref sur ce point, car les renseignements que l'on peut recueillir ne sont fournis que par une seule sorte d'ulcération, l'ulcération dysentérique. Les autres formes, telles que l'ulcération tuberculeuse et typhique, produisent des lésions bien trop restreintes pour qu'on puisse espérer découvrir, dans les garde-robes, quelques vestiges de la muqueuse plus ou moins profondément ulcérée. Sans doute, même dans ces cas, les éléments de la muqueuse pourraient se reconnaître, si l'ulcère envahissait une étendue considérable, ou si on examinait les selles dans son voisinage, mais comme il siège, dans ces cas, dans les parties les plus reculées du gros intestin et dans l'intestin grêle, on a bien des chances pour ne plus rien retrouver de ses éléments dans les garde-robes évacuées.

Pour les ulcérations dysentériques qui sont le plus fréquemment développées dans l'S iliaque et le rectum, les lambeaux de muqueuse sont, pour ainsi dire, constants dans les selles à une certaine période de la maladie. Dans les points où l'exsudat inflammatoire très abondant, composé de cellules lymphatiques et de liquide contenant de la fibrine, infiltre le tissu conjonctif au point de comprimer les vaisseaux, il se produit une véritable mortification de la partie de la muqueuse où ces derniers se rendaient ; et on voit alors des lambeaux plus ou moins étendus de la couche glandulaire se détacher par la suppuration qui a lieu au-dessous d'eux, et être expulsés par fragments plus ou moins grands, plus ou moins reconnaissables à l'œil nu ou à l'examen microscopique. On aperçoit ainsi dans les selles des lambeaux de muqueuse ulcérée, de membranes nommées vulgairement râclures de boyaux ; dans ce cas, on a sous les yeux la lésion elle-même, et comme la muqueuse de l'intestin est mélangée aux garde-robes, il s'ensuit nécessairement qu'il y a des points de la paroi intestinale où manque la muqueuse, et que par conséquent il y a ulcération. Nous considérons donc la présence de la muqueuse dans les selles comme un signe pathognomonique d'ulcérations de l'intestin.

Maintenant que nous avons passé en revue tous les symptômes que présentent les évacuations alvines, non-seulement au point de vue de leur fréquence, mais encore au point de vue de leur constitution, jetons un coup d'œil d'ensemble sur le résultat que nous avons atteint. D'après tout ce que nous avons dit jusqu'ici, nous pouvons conclure que lorsqu'il existe dans les selles d'une façon certaine et positive du pus ou des lambeaux de muqueuse, on peut affirmer en toute confiance la présence d'ulcérations dans l'intestin. Mais on doit réserver son diagnostic, lorsqu'on constate du sang dans les évacuations alvines : sa présence a certainement une grande importance, mais elle n'est pas caractéristique : c'est un signe de grande probabilité, mais non un signe de certitude. Ces symptômes sont quelquefois réunis, et leur réunion même est une preuve indubitable de la certitude du diagnostic : c'est ce qui arrive dans les ulcérations de la dysentérie, mais il n'en est malheureusement pas toujours ainsi, et trop souvent un ou plusieurs de ces signes manquent et empêchent d'affirmer le diagnostic : c'est ce qui arrive pour les formes les plus ordinaires d'ulcérations, alors que leur présence serait des plus désirables, en l'absence de tout symptôme caractéristique autre : telles sont les ulcérations catarrhales, tuberculeuses et typhiques. Tel symptôme qui apparaît dans l'une de ces formes, fait défaut dans l'autre. Faisons remarquer que dans le cas de fièvre typhoïde, nous diagnostiquons toujours les ulcérations intestinales, nous affirmons à raison, leur existence, mais si nous le faisons, sans crainte de nous tromper, c'est que nous savons que toute dothiénentérie s'accompagne d'ulcérations intestinales, mais nous ne sommes pas du tout conduits à cette idée par un symptôme précis et direct que nous avons pu observer.

DOULEURS

Pendant longtemps, on a considéré la douleur comme un signe de grande valeur pour fonder le diagnostic d'ulcérations intestinales : on la croyait constante, et quant à d'autres symptômes ne s'ajoutait pas le phénomène douleur, on pensait à tout, sauf à l'ulcération. Nous ne partageons pas du tout cette manière de voir, et nous pensons comme Leube que ce signe est des plus inconstants, et nous pouvons aller jusqu'à dire que la douleur n'éclate spontanément, dans les cas d'ulcérations, que d'une façon tout à fait exceptionnelle, quand encore elle ne fait pas complètement défaut.. Il est en effet d'observation journalière que le plus grand nombre des ulcérations qui peuvent se développer dans l'intestin, évolue d'une manière latente, et n'est retrouvé qu'accidentellement à l'autopsie, alors que rien n'était venu pendant la vie éveiller le soupçon d'une lésion intestinale, alors qu'aucun symptôme, pas même la diarrhée, n'était venu mettre sur le chemin du diagnostic. Sont-ils nombreux, les typhiques qui se plaignent de douleurs spontanées dans la fosse iliaque droite? Non, ils souffrent quand on exerce à ce niveau une pression sur la paroi abdominale, mais la douleur n'est pas spontanée, et nous

pensons qu'elle ne revêt ce caractère que lorsque le péritoine participe à l'inflammation : mais alors la douleur n'a
plus pour point de départ l'ulcération elle-même, mais
bien la séreuse péritonéale enflammée qui l'entoure. Les
ulcérations catarrhales se comportent absolument comme
les ulcérations dothiénentériques, et combien fréquemment
voyons-nous des sujets qui ne se sont jamais plaints de
douleurs et qui à la suite de l'évolution perfide et insi-
dieuse d'un ulcère du cœcum ou de l'appendice iléo-cœcal,
meurent en quelques jours, en quelques heures d'une perforation intestinale !

Mais, pourrait-on objecter, l'ulcère qui siège sur la muqueuse de l'intestin ne peut-il pas être comparé à une ex-
coriation de la peau, indolente en temps ordinaire ; et de
même que dans ce dernier cas, un contact quelconque, si
léger qu'il soit, produit de l'irritation et engendre de la
douleur, de même le contenu de l'intestin, en passant sur
la muqueuse ulcérée, ne provoque-t-il pas une sensation
douloureuse ? A cela nous répondrons que la douleur ainsi
produite est tout à fait exceptionnelle et voici pourquoi.
Dans l'intestin grêle et dans le cœcum, c'est-à-dire dans
cette partie de l'intestin où siègent les plus nombreuses
formes d'ulcérations (typhiques, catarrhales, tuberculeuses),
le contenu de l'intestin est de nature filante, composé en
grande partie d'une substance comme muqueuse, ne contenant, du moins dans les conditions les plus ordinaires d'a-
limentation, aucune partie solide ni dure : car nous n'ab-
sorbons pas souvent comme aliments, des matières réfrac-
taires à l'action du suc gastrique et des sucs intestinaux
déversés dans l'intestin par les glandes annexes au tube

digestif : aussi son passage sur l'ulcération ne détermine-t-il aucun phénomène douloureux, et il faudrait des particules solides résistantes qui irritent l'ulcération pour déterminer la sensation douleur.

On remarque dans certains cas, des douleurs spontanées : nous ne pensons devoir les rapporter directement, comme nous venons de le dire, à l'ulcération, mais indirectement, par l'inflammation circonscrite du péritoine, qui se développe autour de l'ulcération et qui s'accompagne fréquemment d'hyperémie et d'exsudation fibrineuse, comme on peut le remarquer d'ailleurs souvent dans les ulcérations tuberculeuses qui se développent dans l'intestin, en même temps qu'apparaît sur la séreuse du péritoine, une éclosion de tubercules miliaires qui l'irritent et l'enflamment.

Nous croyons donc pouvoir expliquer les douleurs spontanées par la présence de corps durs dans le contenu intestinal qui produisent l'excitation de l'ulcération, et principalement par la péritonite avoisinante se développant autour du point de l'intestin où siège l'ulcération : d'où il résulte que nous ne rapportons pas la douleur à l'ulcération elle-même et que ce symptôme manque le plus souvent. La dysentérie elle-même, qui s'accompagne toujours de douleurs si vives et si cuisantes, loin d'être en contradiction avec l'idée que nous émettons, vient au contraire la confirmer : car, abstraction faite du ténesme rectal, les douleurs n'apparaissent qu'avec la diarrhée, et comme celle-ci est très fréquente, il s'en suit que les douleurs sont pour ainsi dire, constantes, et d'autant plus vives, que par leur fréquence même, les selles ont encore augmenté la sensibilité déjà si grande de la muqueuse du gros intestin ;

et de plus enfin, dans les cas de quelque gravité, il existe toujours une inflammation du péritoine qui se traduit par une injection vasculaire prononcée et souvent même par l'exsudation.

A côté des douleurs spontanées, nous avons à placer les douleurs provoquées par la pression ; nous ne pouvons pas disconvenir que ces douleurs provoquées ne soient parfois un bon signe au diagnostic de l'ulcération, mais nous assurons qu'elles ne sont pas de règle, et que bien souvent elles manquent dans les cas où les ulcérations existent. Nous pouvons citer de nombreuses observations d'ulcères de l'estomac ou du duodénum, où le symptôme douleur, qui est cependant un des signes caractéristiques de ces formes d'ulcères, avait complètement fait défaut ; nous renvoyons, pour plus amples détails, aux traités qui se sont plus spécialement occupés de cette question.

De toute cette discussion il résulte que la douleur, provoquée par la pression ou spontanée, n'a pas grande valeur au point de vue du diagnostic des ulcérations intestinales, à moins qu'elle ne doive être rapportée à une péritonite consécutive à l'ulcération, ce qu'il est bien difficile d'apprécier : c'est un symptôme inconstant, qui se présente sous des aspects très variés, lorsqu'il existe ; quelquefois douleurs sourdes, passagères, sans siège précis ou localisés, au point de l'intestin malade ; souvent il fait totalement défaut, et nous voulons appuyer sur ce fait que l'on ne doit pas exclure l'idée d'ulcération à cause du manque de douleur, témoin le malade de Grisolle qui avait les intestins parsemés de granulations tuberculeuses ulcérées et qui frappait à coups redoublés sur son ventre, sans douleur.

PÉRITONITE

Il ne nous reste plus pour terminer notre travail qu'à étudier la péritonite au point de vue de sa valeur pour le diagnostic des ulcérations. Nous avons déjà vu qu'il pouvait exister une péritonite circonscrite au voisinage de l'ulcération, dont la constatation, au milieu d'autres symptômes pût aider au diagnostic, mais si l'on voit survenir au milieu d'une bonne santé, une péritonite aiguë généralisée, on peut alors être convaincu qu'il y a eu une ulcération intestinale dont la perforation a produit l'épanchement des matières fécales dans la séreuse péritonéale, et a fait éclater la péritonite. Nous pourrions multiplier à l'envi les observations pour démontrer que la péritonite survient souvent comme seul signe de l'ulcération, sans aucun trouble digestif quelconque, nous ne citerons que les deux suivantes, que nous devons à la bienveillance de M. le professeur Bernhein, de Nancy.

OBSERVATION V (personnelle).

Péritonite aiguë suivie de mort par perforation d'un ulcère du duodénum.

Un homme de 53 ans, arrive de Paris à Nancy par un train de plaisir, jouissant d'une sante parfaite. N'a jamais eu aucun symptôme du côté des voies digestives.

Le dimanche, 5 juin 1881, sans cause connue, a un frisson et une douleur abdominale s'irradiant vers le creux épigastrique et vers l'aisselle droite. Ventre météorisé, constipation ; a eu quelques vomissements aqueux, verdâtres, non fécaloïdes.

Entré à l'hôpital le 7 juin, à la suite de l'aggravation de tous ces symptômes, a la face grippée, de la douleur abdominale à droite, de la dyspnée, du météorisme, du hoquet, des vomissements, constipation opiniâtre. Pouls filiforme à 140. Hypothermie, température 35°,6. La mort survient dans la soirée.

Autopsie. — A l'autopsie on constate les lésions de la péritonite, on trouve dans l'abdomen un litre d'épanchement jaune brun avec des débris alimentaires (salade). Les intestins sont distendus, agglutinés par un exsudat fibrineux.

On remarque dans le duodénum un ulcère avec une perforation circulaire de 5 millimètres de diamètre.

OBSERVATION VI (personnelle).

Péritonite aiguë et mort à la suite d'un ulcére du duodénum.

Durandel, 58 ans, imprimeur, entre à l'hôpital Saint-Charles pour des symptômes pulmonaires, bronchite chronique et emphysème ; a de l'oppression et de l'expectoration purulente.

N'a aucun symptôme du côté du tube digestif ; présente subitement tous les signes de la péritonite et meurt en quelques heures (30 mars).

Autopsie. — A l'autopsie, on observe les lésions pulmonaires qui donnaient lieu aux symptômes observés pendant la vie, emphysème et congestion des bases.

A l'ouverture de la cavité abdominale, on constate une violente inflammmation du péritoine avec un épanchement jaunâtre qu'on évalue à deux litres et une quantité assez notable de pus dans le petit bassin. Ulcération du duodénum avec perforation circulaire mesurant six millimètres de diamètre.

Si nous avons cité ces observations, c'est pour montrer que trop souvent il existe des ulcérations qui ne se dévoilent par aucun signe, et que jusqu'à l'issue fatale, rien ne permet au médecin de les reconnaître : ces faits qui malheureusement confirment les détails signalés par la plupart des auteurs, ne jettent aucune lumière sur les caractères cliniques qui permettraient de reconnaître la lésion intestinale avant l'accident terrible qui la révèle. Les renseignements qu'ont donnés ces malades, quelqu'incomplets qu'ils aient été, nous permettent de constater que pendant la vie aucun signe ne nous faisait soupçonner une pareille lésion et prévoir une si déplorable fin. Sans doute, toutes les ulcérations ne procèdent pas de même, quelques unes se révèlent par des symptômes dont l'ensemble a une grande valeur, et dont chacun pris en particulier n'a une signification que bien peu importante ; mais malgré tout, le médecin est bien souvent embarrassé, et son diagnostic reste hésitant au milieu de symptômes qui n'ont rien de caractéristique.

CONCLUSIONS

Les conclusions que nous croyons pouvoir énoncer d'après les idées que nous avons émises dans ce travail, sont :

1° Les ulcérations intestinales peuvent fréquemment ne présenter aucun symptôme ;

2° Dans les ulcérations grandes et étendues, les phénomènes observés ne sont pas du tout en rapport avec l'intensité des altérations anatomiques ;

3° Les signes que nous considérons comme certains de l'existence des ulcérations, sont : le pus et les lambeaux de muqueuse dans les selles ; — comme caractère très important, le sang dans les selles, mais n'en tenir compte qu'avec circonspection ; — quant au nombre et à la fluidité des selles, elles ne sont, pensons-nous, que d'un médiocre intérêt ; — la douleur n'a d'importance qu'en tant qu'elle dévoile une péritonite circonscrite dont on peut tenir compte ; elle aide, suivant les circonstances au milieu desquelles elle se présente, à former le diagnostic.

La péritonite aiguë, généralisée, suite de perforation intestinale, est le signe pathognomonique de l'existence d'une ulcération dans l'intestin.

Imp. A. DERENNE, Mayenne. — Paris, boulevard Saint-Michel, 52.